OBSERVATIONS DE PARALYSIES

TRAITÉES PAR LES

BOUES THERMO-MINÉRALES SULFUREUSES

DE

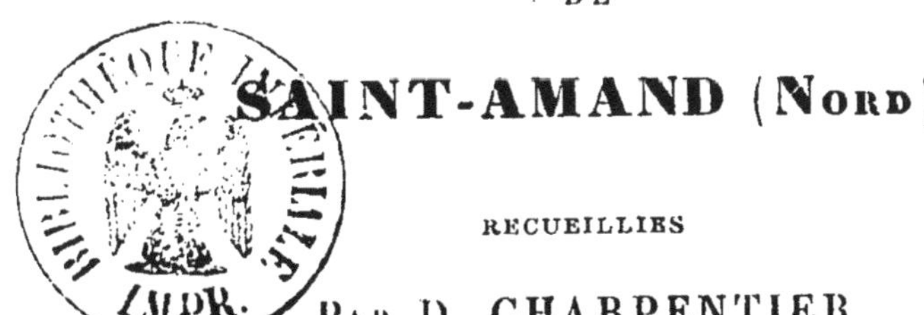

SAINT-AMAND (NORD)

RECUEILLIES

PAR D. CHARPENTIER

DOCTEUR EN MÉDECINE

Membre titulaire de la Société de médecine de Paris,
Correspondant de l'Académie impériale de médecine,
de celle des Sciences médicales et naturelles de Bruxelles,
et d'autres sociétés savantes nationales
et étrangères;
ancien médecin-inspecteur des thermes de Saint-Amand.

PARIS

CHEZ JULES MASSON, LIBRAIRE,

26, RUE DE L'ANCIENNE-COMÉDIE.

1862

OBSERVATIONS
DE PARALYSIES

TRAITÉES PAR LES

BOUES THERMO-MINÉRALES SULFUREUSES

DE

SAINT-AMAND (NORD).

PARIS. — IMPRIMÉ CHEZ BONAVENTURE ET DUCESSOIS,
55, QUAI DES AUGUSTINS.

OBSERVATIONS

DE PARALYSIES

TRAITÉES PAR LES

BOUES THERMO-MINÉRALES SULFUREUSES

DE

SAINT-AMAND (NORD).

Les paralysies ont été, depuis une vingtaine d'années, le sujet de travaux importants et d'observations nombreuses, éparses dans les journaux de médecine ; on y voit combien l'étiologie de ces affections laisse encore à désirer, combien leur diagnostic est parfois incertain, à cause de la difficulté de leur assigner un siége dans les parties de l'axe cérébro-spinal qui, dans l'état physiologique, préside aux fonctions des organes et tissus organiques frappés dans leur contractilité ou leur sensibilité tactile.

Ces écrits ont établi avec non moins de certitude combien il est difficile de pouvoir toujours assurer, du vivant des individus, si la diminution, la perversion ou l'abolition de ces fonctions dépendent ou non d'une lésion matérielle de la pulpe nerveuse, en un mot si la maladie est symptomatique ou essentielle, et, sous ces rapports, ils ont rendu un grand service à la science, en montrant combien le médecin doit être circonspect quand il s'agit d'indiquer les causes, le siége et la nature de ces maladies; mais ils n'ont rien ajouté à ce qu'on savait déjà sur les moyens de les combattre.

En effet, le traitement des paralysies est aujourd'hui tel qu'il était depuis longtemps; on a, il est vrai, remis en usage l'électricité, tentée dans le milieu du siècle dernier, bientôt abandonnée pour être reprise avec enthousiasme, après un oubli de cinquante ans, puis délaissée encore pendant un pareil laps de temps, pour être réemployée dans ces dernières années, sans qu'il soit certain que ce moyen se maintienne cette fois dans la thérapeutique de ces maladies, malgré les améliorations qui ont été apportées dans son application.

Jusqu'à présent la médication sulfureuse reste la plus employée dans ces affections, parce que c'est elle qui compte le plus de succès; or, c'est à ce titre que les boues des Thermes de Saint-Amand se recommandent; aussi, quoiqu'elles soient plus particulièrement recherchées pour les engorgements des tissus blancs, les rhumatismes, les maladies des articulations, suite de goutte ou de violences extérieures, voit-on chaque année un bon nombre de paralytiques dans ce bel établissement [1].

[1] Les boues de Saint-Amand sont noires, et marquent 25° au thermomètre centigrade : un kilogramme renferme 14 grammes de fer, 2 de soufre et 68 de matières végéto-animales; le gaz hydro-sulfurique s'échappe avec abondance de ce composé, et les eaux qui s'en écoulent, de même que celle des fontaines qui se trouvent dans l'établissement, laissent déposer sur leur passage une matière glaireuse, à laquelle M. Longchamp a donné le nom de *barégine*.

Pour les personnes impressionnables au froid, les boues sont chauffées à l'aide d'un appareil particulier qui ne nuit en rien à leur action. Elles forment un bassin de 729 mètres carrés, placé dans une rotonde vitrée, qui se divise en soixante-deux cases; chaque malade a sa case que pénètrent et d'où sortent, d'une manière incessante, une infinité de petites sources sulfureuses; il la

Les faits que nous allons rapporter démontrent la puissante action de cet agent thérapeutique; ils ont toute l'authenticité que l'on peut désirer. Si les convenances ne nous ont pas toujours permis de donner le nom des malades, nous avons cité ceux des médecins qui leur avaient donné des soins.

PREMIÈRE OBSERVATION.

Paraplégie qui n'a d'autre cause éloignée appréciable qu'une excessive fatigue. Fourmillements, élancements douloureux, crampes dans les extrémités abdominales, anesthésie incomplète, paralysie de la vessie et du rectum.—Traitement : *Iodure de potassium à haute dose ; bains hydro-électriques ; saison à Carlsbad.*—Nulle amélioration.—*Bains de boues de Saint-Amand ;* disparition complète de la paralysie de la vessie et du rectum ; mais persévérance de la paraplégie.

Lord P...., contre-amiral anglais, âgé de cinquante-sept ans, d'un tempérament sanguin, d'une forte constitution, avait toujours eu une vie dont la régularité n'avait été troublée que passagèrement. Il fit, en 1859, la campagne de Crimée, qui le fatigua excessivement. A la fin de cette guerre, sans autres causes appréciables que les peines physiques qu'elle lui avait occasionnées,

garde pendant toute la durée de son traitement, après lequel la boue est changée et remplacée par d'autres de même nature, tenues en réserve. Indépendamment du haut degré de sulfuration des boues, leur efficacité est encore assurée parce qu'elles se prennent journellement en bain pendant quatre ou cinq heures sans fatigue, ce qui n'est guère possible pour les bains d'eau simple ou minéralisée, qu'on ne peut prolonger plus d'une heure et demie sans que le malaise qu'ils amènent force d'en sortir.

il s'aperçut qu'il se tenait moins ferme sur son bâtiment : il lui semblait, dit-il, marcher sur du velours. En même temps que cette paresthésie se prononçait, il éprouvait des fourmillements dans toute l'étendue des extrémités abdominales. Ces premiers symptômes de l'affection qui allait prendre un caractère fâcheux ne l'inquiétèrent pas d'abord ; mais, bientôt, il survint, dans les jambes et les cuisses, des élancements douloureux, des crampes qui éveillèrent l'attention de son médecin ; il cessa alors le service pour rentrer dans sa famille, qui habite Londres.

La maladie n'en continua pas moins ses progrès : la marche devint vacillante, et le malade dut prendre une canne pour la faciliter. Les crampes, les élancements furent plus intenses, surtout pendant la nuit, et la sensibilité tactile s'émoussa de plus en plus. On lui fit commencer l'usage de *l'iodure de potassium*, qui fut porté graduellement à une très-forte dose. Ce médicament ne produisant aucun effet avantageux, on eut recours aux bains hydro-électriques du docteur Caplin, qui n'eurent d'autres résultats que de faire souffrir énormément le malade. Cependant, la maladie ne se ralentissait pas : la marche était de plus en plus difficile ; les contractions musculaires, si douloureuses, s'étendaient parfois à une grande partie du corps ; il survint de la constipation et de la difficulté d'uriner qui obligeait de recourir souvent à la sonde. C'est surtout pendant l'hiver de 1859-60 que la maladie s'aggrava ; c'est aussi à cette époque que les fonctions de l'estomac, qui jusqu'alors s'étaient faites régulièrement, se troublèrent, probablement par suite de l'usage de l'iodure de potassium, qui était pris à très-haute dose.

Dans l'été de 1860, lord P.... alla prendre les eaux de

Carlsbad, dont il fit usage pendant cinq semaines, sans en retirer aucun avantage; c'est même pendant qu'il était dans cette station thermale que cessa la difficulté d'uriner et que l'incontinence commença. Après ces essais infructueux de traitement, lord P.... rentra à Londres, et se borna à suivre un régime aussi substantiel que lui permettait l'état de son estomac.

Le 1er juin 1861, le malade entra aux Thermes de Saint-Amand, présentant l'état suivant : amaigrissement considérable, bien que la figure soit restée assez rouge et animée; marche à pas allongés, à l'aide de deux cannes, le corps fortement courbé en avant et les pieds tournés en dehors; chutes fréquentes, diminution très-prononcée de la sensibilité tactile aux extrémités inférieures; élancements très-douloureux dans ces parties, qui sont, surtout la nuit, le siége de crampes les plus pénibles ; sentiment de constriction dans les muscles des parois de l'abdomen, constipation opiniâtre, combattue par des purgatifs drastiques; écoulement involontaire des urines, très-mauvais état des organes digestifs. Rien de particulier le long du trajet du rachis, qui n'est douloureux dans aucun point. Malgré sa fâcheuse position, lord P... conserve une aménité de caractère qui étonne.

Le lendemain de son arrivée, le malade commence le traitement, qui consiste dans l'emploi de douches dirigées sur la partie dorso-lombaire de la colonne épinière, dans de l'eau sulfureuse en boisson, et dans les bains de boue, où il reste pendant quatre heures, et dont il augmente encore la durée les jours suivants.

Jusqu'au dix-huitième jour, lord P.... n'éprouve aucun changement dans son état; seulement il remarque que, pendant qu'il est dans la boue, il ne ressent ni les élancements, ni les crampes qu'il éprouve si souvent dans le reste de la journée et surtout la nuit. Le dix-neuvième jour, il a une selle, sans qu'elle soit provoquée par les pilules purgatives qu'il prenait tous les deux jours; le vingt-unième, les urines commencent à être retenues, puis le besoin de les rendre se fait sentir. A partir de ce jour, les symptômes de la paralysie de la vessie et du rectum disparurent graduellement, et quand le malade sortit de l'établissement, les fonctions de ces organes étaient complétement rétablies; cependant aucune amélioration n'était survenue dans les extrémités inférieures; seulement, il en souffrait moins.

A la fin de septembre, trois mois après son départ des Thermes, lord P.... m'écrivit pour m'annoncer que le mieux qu'il avait éprouvé de son traitement se maintenait : les fonctions de la vessie et du gros intestin se faisaient très-régulièrement; il ne souffrait plus, il mangeait beaucoup et ses digestions étaient bonnes, aussi avait-il repris de l'embonpoint; mais la paraplégie persistait, seulement il pouvait se lever seul d'une chaise sans l'assistance de ses mains, ce qu'il n'aurait su faire avant son traitement. D'après nos conseils, il alla passer l'hiver en Italie, où il se trouve au moment où nous écrivons ces lignes.

Ce fait nous paraît offrir un très-grand intérêt, parce qu'il démontre qu'un trouble fonctionnel, même très-profond, peut se dissiper, quoique la cause qui l'avait produite ait persévéré; car, dans le cas que nous venons de rapporter, il est certain que la paralysie de la vessie et du rectum tenait à l'affection de la moelle épinière. Ces anomalies ne sont pas rares en pathologie, et peuvent s'expliquer tantôt par le pouvoir reflexe de ce centre nerveux; tantôt par les relations anatomiques du grand sympathique avec lui et le cerveau, qui; par son intermédiaire, rétablissent des fonctions placées, dans l'état physiologique, hors de son influence.

L'amélioration si grande survenue dans la santé de lord P.... ne doit être rapportée qu'à son traitement, puisqu'elle est survenue pendant qu'il le suivait, et que sa maladie n'avait cessé de faire des progrès jusqu'à cette époque.

DEUXIÈME OBSERVATION.

Paralysie par cause morale. Chagrins prolongés, toux nerveuse, incessante; photophobie; disparition de ce symptôme après lequel il survient des douleurs très-aiguës vers l'estomac qui ne peut plus supporter les plus légères quantités d'aliments ou de boissons pendant une grande partie de la journée; cessation le soir de ce phénomène pathologique; paralysie des extrémités abdominales et thoraciques, anesthésie.—Vingt mois de durée de la maladie; très-prompte guérison par l'emploi des boues de Saint-Amand.

Madame B..., de Lille, âgée de vingt-quatre ans, maigre, très-impressionnable, quoique se portant habituellement bien, fatiguée par un allaitement prolongé, éprouva, dans le mois de novembre 1858, de vifs chagrins, causés par la mort d'une personne de sa famille. Le mois suivant, sans causes appréciables, il lui survint une toux sèche, nerveuse, incessante, qui la força à se mettre au lit. En même temps, d'autres symptômes se déclarèrent : sans être enflammés, les yeux devinrent si sensibles qu'ils ne pouvaient supporter le moindre rayon lumineux. Cet état de choses dura huit à neuf jours, après lesquels il disparut; mais l'estomac s'irrita au point qu'il ne pouvait supporter les aliments et les boissons, quoique pris à la quantité la plus légère—une cuiller à café. — Les douleurs étaient tellement aiguës qu'elles provoquaient des syncopes effrayantes; mais, chose bien remarquable, toute cette scène pathologique disparaissait le soir; l'appétit se prononçait, et madame B... mangeait beaucoup et digérait alors parfaitement bien. Vers le 15 janvier, la malade s'aperçut que ses forces diminuaient dans les extrémités thoraciques et abdominales, et que la sensibilité y était moins marquée que dans l'état ordinaire; avec le temps, ces symptômes firent des progrès, au point que la marche et le travail des mains devinrent presque impossibles. Il n'y avait rien d'anormal du côté de la vessie et des intestins. Madame B.... recevait les soins des docteurs Maurisson et Pilat.

Il y avait vingt mois que cette singulière affection durait, quand, dans le mois de juillet 1860, la malade alla se soumettre au traitement des Thermes de Saint-Amand. A son arrivée, elle ne pouvait faire quelques pas sans l'assistance de deux personnes; le trouble fonctionnel de l'estomac persistait, ce n'était toujours que le soir qu'elle pouvait boire et manger; comme les aliments étaient pris alors en assez grande quantité et qu'elle les digérait bien, l'amaigrissement n'était pas considérable.

Après cinq à six bains de boue, madame B....sentit ses forces se réveiller un peu; la marche devint sensiblement plus facile, et à la fin du traitement, qui dura vingt-cinq jours, la maladie était presque complétement dissipée. J'ai vu cette dame six mois après, elle était dans une parfaite santé, qu'elle a conservée depuis.

Quelle singulière affection! Quelle explication donner de cette succession d'épiphénomènes pathologiques, survenus vers les organes de la respiration, de la vue et de la digestion? Tout ce qu'on peut dire, c'est qu'ils étaient, de même que la paralysie, essentiellement nerveux; ils ne dépendaient certainement pas d'une lésion organique. Ce qui le prouve surtout, c'est qu'après avoir résisté pendant vingt mois aux moyens conseillés par des praticiens distingués, la maladie a cédé en quelques jours à l'emploi des boues, ce qui n'aurait certainement pas eu lieu, si elle avait eu pour cause une lésion matérielle du cerveau ou de ses annexes.

TROISIÈME OBSERVATION.

Paralysie par cause morale. Vive contrariété, céphalalgie; contractions des muscles de la face; engourdissement et diminution de la sensibilité des membres pelviens et thoraciques, puis amyosthénie de ces parties qui se paralysent presque complétement. Après quatre mois de traitement infructueux, emploi des bains de boues; amélioration notable.

Madame D...., de Douai, âgée de vingt-sept ans, maigre, très-excitable, éprouva, dans les premiers jours de mars 1861, une très-vive contrariété, après laquelle il survint de la céphalalgie. Le lendemain, spasmes toniques dans la joue gauche, qui entraînent fortement la bouche en dehors; quelques jours après, engourdissement, avec pesanteur dans les mains et diminution très-marquée dans leur force et leur sensibilité. Bientôt les mêmes phénomènes s'étendent aux membres abdominaux, qui deviennent le siége de contractions douloureuses et de craquements dans les articulations, pour peu qu'elles soient mises en mouvement. En même temps que ces symptômes se déclarent, il survient de la constipation, de la dysurie et le sentiment d'une forte constriction dans les parois de l'abdomen. Madame D.... recevait les soins de M. le docteur Bagnieris fils. Traitement : *applications de vésicatoires volants le long du rachis ; bains sulfureux; purgatifs.* Son état ne s'étant pas amélioré, la malade, d'après les conseils de son médecin et de son parent, M. le docteur Lequien, alla aux Thermes de Saint-Amand, où elle entra le 28 juillet.

A son arrivée, la perte du sentiment et du mouvement dans les extrémités abdominales et thoraciques, mais surtout dans les premières, est presque complète : il faut porter la malade partout où elle veut aller ; cependant les fonctions des organes digestifs se font bien, et celles de la vessie et du rectum, pendant quelque temps troublées, sont rentrées dans leur état normal.

Pendant les quinze premiers jours de traitement, on n'observe aucun soulagement ; mais, depuis, la faiblesse diminue : madame D.... peut se tenir seule debout et faire quelques pas avec l'assistance d'une personne ; l'amélioration se prononce de plus en plus, et le 28 août, la malade quitte l'établissement dans un état relativement satisfaisant; elle pouvait marcher un peu avec l'aide d'un bras, la faiblesse des extrémités supérieures ne lui permettant pas de faciliter sa marche par une canne ou des béquilles ; depuis, la maladie a toujours continué à décroître, mais très-lentement. Nous avons vu cette dame dans le mois de décembre suivant ; elle marchait un peu seule, sans aucun soutien ; sa santé était bonne ; tout faisait espérer que la paralysie se dissiperait complétement.

Comme dans le cas précédent, le cerveau a été le point de départ de la maladie : la cause était de la même nature; mais, dans celui-ci, on ne pourrait assurer que les traces du mal ne soient pas restées plus profondes, qu'il n'y avait pas une lésion de tissus, dans un point quelconque de l'encéphale : ce que l'on peut croire, en voyant la maladie disparaître avec tant de lenteur.

QUATRIÈME OBSERVATION.

Paralysie par cause morale. Engourdissement subit dans les membres abdominaux avec sensation de froid, et diminution dans la sensibilité de ces parties ; contractions douloureuses des muscles des extrémités inférieures; marche très-irrégulière, difficile. Moyens de traitements variés, sans résultat favorable; très-grande amélioration par les boues.

M. Holters, âgé de trente-huit ans, négociant à Amsterdam, jouissait habituellement d'une bonne santé, qu'entretenait une vie régulière ; il n'avait jamais eu de maladie qui pût occasionner celle qui fait l'objet de cette observation.

En 1849, il éprouva des pertes considérables d'argent, qui furent pour lui une cause de longs et profonds chagrins; c'est à ces peines morales qu'il attribue sa maladie.

Le 5 mai 1854, après une nuit passée tranquillement, M. Holters sent, en se réveillant, de l'engourdissement dans les extrémités inférieures, avec sensation de froid et diminution dans la sensibilité de la peau de ces parties. Debout, il chancelle; sa marche est mal assurée. Quelques jours après, il éprouve des élancements douloureux le long des parties internes des cuisses et des jambes; bientôt ces symptômes s'aggravent; aux élancements succèdent des contractions spasmodiques qui le font beaucoup souffrir.

Un mois s'était à peine passé, que la marche était devenue très-difficile; la coordination des mouvements des membres pelviens n'était plus possible ; dès que le pied ne touchait plus le sol, il était rejeté en dehors, sans que la volonté pût le ramener dans une direction convenable; une marche de quelques minutes avec le soutien d'une canne, ou d'un bras fatiguait beaucoup le malade; quand il s'arrêtait, il serait tombé s'il n'eût été soutenu.

Le traitement fut dirigé par MM. les docteurs Rives, médecin ordinaire de M. Holters, et Schinvoingt, professeur de l'École de médecine d'Amsterdam; il consista principalement dans l'application de vésicatoires au bas du rachis, dans les douches et les frictions médicamenteuses ; il ne produisit aucun effet avantageux.

En 1855 et 1856, le malade alla inutilement aux bains de mer, et en 1857, aux bains de Wiesbaden, qui n'eurent pas de meilleurs effets.

Dans le moins d'avril 1858, M. Holters quitta Amsterdam dans l'intention d'aller consulter à Paris pour sa santé. En passant à Bruxelles, le hasard le mit en relation avec le docteur Hubert, qui lui conseilla les boues de Saint-Amand, et il s'y rendit le 28 juin présentant l'état suivant : marche pénible avec l'appui d'une canne; le pied détaché du sol se porte en dehors, puis est ramené en avant, et forme, en tremblotant, un demi-cercle; il fauche; le corps ne se tient droit qu'avec effort, il se courbe à chaque instant; douleurs dans les muscles des parties internes des cuisses et des jambes, surtout pendant la nuit. Rien de particulier dans les organes splanchniques ; la vessie et le rectum font régulièrement leurs fonctions. Le traitement consista dans les douches, les bains de boue et l'eau sulfureuse en boisson.

Dès le neuvième bain, un mieux sensible se déclare ; la marche est moins irrégulière. Après le vingtième, l'amélioration est tellement prononcée, qu'elle fixe l'attention de tous les malades. Quelques jours après, M. Holters quitte l'établissement dans un état très-satisfaisant, n'ayant plus de douleurs, et n'offrant qu'un peu de roideur dans la marche.

Cette paralysie, de même que celles décrites dans les deux observations précédentes, ne paraît pas avoir eu d'autres causes que des affections morales tristes. Elle s'est développée assez longtemps après les malheurs éprouvés par M. Holters, mais le chagrin que lui avait occasionné la perte d'une grande partie de sa fortune s'est prolongé pendant plusieurs années. Il est vrai que cette affection n'a pas présenté les mêmes caractères que dans les deux cas ci-dessus rapportés; la paralysie était bornée aux extrémités inférieures; tandis que la diminution du sentiment et du mouvement existait également dans les membres thoraciques chez les dames sujettes des deux observations qui précèdent; mais que peut-on en conclure, quand on sait combien ces maladies varient dans leurs causes, leurs marches et leurs symptômes?

CINQUIÈME OBSERVATION.

Paralysie par excès de plaisirs énervants.— Céphalalgie; affaiblissement de la vue; diminution de la contractibilité et de la sensibilité tactile dans le bras gauche, puis dans l'extrémité inférieure de ce côté; mêmes phénomènes morbides, mais beaucoup moins prononcés à droite; marche très-irrégulière, titubante, agénésie, fonctions régulières des organes digestifs et de la vessie. Traitement : *Saignées, vésicatoires volants le long du rachis*, aggravation de la maladie, 42 *cautères sur la même partie, puis nombreuses pointes de feu*; nul amendement de la maladie qui continue ses progrès. *Bains de boue aux thermes de Saint-Amand dans les saisons de* 1858-59-60 *et* 61. Guérison complète.

M. ***, propriétaire à Paris, âgé de quarante-quatre ans,

d'un tempéramment éminemment sanguin, d'une constitution énergique, caractérisée par une grande force musculaire, s'adonnait depuis longtemps, avec une extrême ardeur, aux plaisirs vénériens. En 1851, il commença à éprouver de la céphalalgie chaque fois qu'il se livrait à sa passion pour les femmes. La douleur de tête, d'abord légère, et de courte durée, devint sensiblement plus forte et plus prolongée.

Au commencement de 1857, tandis qu'il continuait à se livrer avec excès à sa passion énervante, quoique l'aggravation de la céphalalgie, qui en était évidemment la suite, dût lui en faire sentir les conséquences, il s'aperçut que sa vue s'affaiblissait. Alarmé par cet événement, il mena une conduite plus régulière, ce que depuis longtemps lui conseillait M. le docteur Clairain-Deslaurier ; mais il était trop tard : la force du bras gauche diminuait, la marche devenait vacillante; le malade ne pouvait plus en coordonner les mouvements, des élancements douloureux se faisaient souvent sentir dans les extrémités inférieures, surtout à gauche, et la manifestation virile n'avait plus la même puissance; cependant les fonctions des organes digestifs et de la vessie continuaient à se faire d'une manière régulière.

Son médecin l'ayant soumis à différents moyens de traitements qui, tout rationnels qu'ils étaient, ne produisaient aucune amélioration dans son état, M. *** alla consulter l'un des praticiens les plus suivis de Paris, qui lui conseilla plusieurs saignées dans un court espace de temps, et des vésicatoires volants le long du rachis. Ce traitement ne fut pas heureux : quatre saignées furent faites dans l'espace d'une vingtaine de jours; elles eurent pour résultats de rendre la marche plus désordonnée, d'augmenter l'amyosthénie des extrémités supérieures, et de rendre plus sensible l'agénésie.

Voyant sa position toujours s'aggraver, M. *** prit les conseils d'un autre médecin, non moins distingué, qui, dans l'espace de trois mois, lui posa 42 cautères profonds, faits avec la potasse caustique, toujours le long de l'étendue du rachis. Cette médication n'eut pas plus d'effets que les précédentes : la marche devenait de plus en plus titubante, et les élancements douloureux dans les membres inférieurs plus vifs et plus fréquents.

Enfin, le malade s'adressa à un troisième médecin qui, comme les deux précédents, croyant que le siége de la maladie se trouvait dans la moelle épinière, lui appliqua de nombreuses pointes de feu sur les cicatrices, à peine fermées, des cautères placés sur le dos, mais toujours avec autant d'insuccès que les autres traitements, car le défaut de coordination des muscles des extrémités inférieures continuait à faire de tels progrès que le malade paraissait dans un état constant de profonde ivresse quand il marchait, ce qui donna lieu plusieurs fois aux scènes les plus plaisantes.

Le 14 juillet 1858, M. *** alla prendre les boues de Saint-Amand. Il était alors dans l'état que nous venons de décrire : le dos présentait une cicatrice épaisse de 10 centimètres de largeur depuis le haut de la nuque jusqu'au sacrum; une pression très-forte, faite avec les doigts, et l'application d'une éponge imbibée d'eau très-chaude n'y développaient de douleur dans aucun point de son étendue.

Après vingt-sept bains de boue, M. *** quitta l'établissement sans autre amélioration apparente que celle d'avoir un peu récupéré ses forces; de pouvoir prolonger plus longtemps ses promenades; mais le mieux se prononça davantage après sa sortie. Rentré chez lui, il se borna à vivre d'une manière assez confortable, sans faire le moindre excès de table.

Le 11 juillet 1859, le malade retourna aux Thermes de Saint-Amand, et obtint cette fois une amélioration beaucoup plus prononcée que l'année précédente ; enfin, il s'y rendit encore en 1860 et 1861, et toujours avec un grand avantage ; nous l'avons vu à la fin de novembre de cette dernière année : sa santé était parfaitement rétablie ; à un peu de roideur près, la marche était régulière ; il pouvait faire 10 à 12 kilomètres sans fatigue ; mais ce qui le satisfaisait le plus était le réveil de sa puissance virile si longtemps endormie.

Il est plus que probable qu'il y avait une lésion organique dans l'appareil cérébro-spinal chez le sujet de cette observation ; mais où en était le siége? Était-ce dans la moelle épinière? nous ne le pensons pas : d'après la cause déterminante de la maladie, et le caractère de trouble fonctionnel des muscles des extrémités inférieures si prononcé dans la gauche, nous croyons que c'est dans le cervelet ou ses dépendances que devait résider la lésion.

SIXIÈME OBSERVATION.

Paralysie par épuisement nerveux. Onanisme ; excès de plaisirs vénériens ; affaiblissement des facultés intellectuelles ; anaphrodisie ; tremblement dans les membres, puis grande irrégularité dans la marche ; anesthésie ; longue durée de la maladie. Amélioration notable par les boues de Saint-Amand.

M. ***, âgé de vingt-six ans, maigre, pâle, d'une constitution dite nerveuse, termina à dix-neuf ans, d'une manière assez distinguée, ses études de collége. Ses parents cherchaient à le placer dans le commerce ou l'industrie; mais ils s'aperçurent que sa santé s'altérait, que ses facultés de l'entendement s'affaiblissaient, qu'il était triste, fuyait la société et le travail. Ils en parlèrent à leur médecin, M. Vanderhague de Gand, qui devina tout de suite la cause du changement qui s'était opéré dans le physique et le moral de ce jeune homme. Il le prit à part, et le força à avouer qu'il se livrait avec ardeur à la masturbation. Lui faisant alors sentir tout ce que cette malheureuse habitude pouvait avoir de fâcheux pour lui, surtout en lui apprenant que déjà on s'était aperçu que ses facultés intellectuelles n'étaient plus les mêmes, il l'effraya beaucoup ; aussi promit-il de faire tous ses efforts pour se corriger ; ceci se passait en janvier 1857.

Peu de temps après, il eut des relations avec une jeune fille, et, dès lors, il reprit sa gaieté et le goût du travail, ce qui dissipa les inquiétudes de ses parents.

Dans le mois de mars, il voyagea pour les affaires de son père, et fit la connaissance d'un jeune débauché qui l'entraîna dans tous les vices ; il fréquentait beaucoup plus les maisons de prostitution que les correspondants de son père.

Dans le mois d'avril suivant, il rentra chez lui avec une maladie syphilitique grave qui fut traitée par le docteur Vanderhague ; c'est pendant son traitement qu'il lui survint du tremblement dans quelques doigts de la main droite, et bientôt il ne put plus écrire. En même temps, l'extrémité inférieure de ce côté devenait engourdie avec sensation de froid et de pesanteur. Cet état de choses ne tarda pas à se faire remarquer dans l'extrémité gauche, mais dans un degré beaucoup moins prononcé.

Quelque temps après, la marche devint vacillante; des élancements douloureux, des crampes se firent sentir dans la jambe et la cuisse droites, et parfois dans le bras du même côté.

Après différentes médications, entre autres l'emploi de l'électricité, le docteur Vanderhague m'écrivit qu'il avait conseillé à son malade, dont il me faisait connaître l'affection et ses causes, d'aller prendre les bains de boue de Saint-Amand : mais il ne s'y rendit pas, un autre médecin l'ayant engagé à faire usage des bains de mer.

Comme il s'était assez bien trouvé de ces bains, il y retourna en 1858; cette fois il n'eut pas à s'en louer : sa maladie prit même plus de gravité pendant qu'il en faisait usage.

En 1859, M. ***, se rappelant le conseil que lui avait donné le docteur Vanderhague, alla aux Thermes de Saint-Amand, où il arriva vers la fin de juin, présentant l'état qui suit : teint mauvais, maigreur, moindre toutefois qu'elle n'avait été, tremblement très-prononcé de la main et de l'avant-bras droits; grande diminution dans la force et la sensibilité tactiles de cette partie; marche difficile, titubante, quoique aidée d'une canne, tenue de la main gauche ; chutes fréquentes ; impossibilité de se tenir debout et au repos; anesthésie incomplète dans l'extrémité inférieure droite, moins prononcée à gauche; élancements douloureux et fréquents, surtout pendant les nuits, qui sont très-pénibles, étant souvent passées dans l'insomnie; sentiment de gêne, mal défini, à l'occiput, roideur des muscles du cou, anaphrodisie depuis bientôt trois ans; rien de particulier du côté du rectum et de la vessie, dont les fonctions se font bien.

Après un mois de traitement, le malade peut écrire, tenir une canne dans la main droite, et faciliter, à l'aide de ce soutien, sa marche qui est beaucoup plus facile et moins irrégulière ; aussi peut-il se promener pendant un quart d'heure sans fatigue ; plus de chutes, plus de douleurs ; état général infiniment meilleur.

Dans le mois d'avril 1860, M. *** m'écrivit pour m'informer qu'il se disposait à venir faire une seconde saison aux Thermes de Saint-Amand ; mais dans le mois de mai, il succomba à une fièvre typhoïde qui régnait épidémiquement dans sa localité.

Les quatre observations suivantes portent sur des affections déterminées par le rhumatisme ou du moins par l'impression subite du froid.

SEPTIÈME OBSERVATION.

Paralysie suite de refroidissement. Douleurs très-aiguës à l'épaule gauche, s'étendant bientôt à tout le tronc. Après quelques jours, engourdissement avec sensation de froid dans les extrémités inférieures ; diminution de la sensibilité tactile dans ces parties, puis anesthésie complète, tandis que la sensibilité est tellement exaltée au dos, que la moindre pression y excite les plus vives douleurs ; contraction permanente de tous les muscles des parois de l'abdomen et des extrémités pelviennes ; difficulté d'uriner ; constipation. Après vingt-neuf bains de boues, amélioration qui se continue jusqu'à parfaite guérison.

M. Baisier, propriétaire à Valenciennes, âgé de cinquante-et-un ans, d'une bonne constitution, quoique maigre, jouissait d'une bonne santé depuis longtemps, lorsque, le 27 mai 1856, il fut brusquement atteint d'une vive douleur dans l'épaule gauche, après être subitement passé d'un milieu chaud dans un milieu froid et humide. Bientôt cette douleur s'étendit à tout le tronc, surtout en arrière, et deux jours après, il éprouva de l'engourdissement dans les extrémités inférieures, avec sensation de froid ; la sensibilité tactile de ces parties diminuait beaucoup, tandis qu'elle augmentait considérablement au dos.

Dans les premiers jours de juin, les symptômes s'étaient tellement accrus que l'anesthésie était complète : on enfonçait des épingles assez avant dans la peau, sans provoquer la moindre souffrance ; la surface cutanée au-dessous des dernières vertèbres était au contraire si sensible, que la moindre pression y excitait une très-vive douleur, cependant rien d'anormal ne s'y offrait à la vue.

En même temps que ces phénomènes morbides se déclaraient, il survenait de la rigidité dans les muscles des parois du bas-ventre et des extrémités abdominales, puis graduellement un spasme tonique des plus pénibles; la contraction était telle, que la jambe, à demi fléchie sur la cuisse, ne pouvait être étendue par plusieurs personnes, quelque effort qu'elles fissent.

Le malade ne pouvait se lever, il était constamment assis dans un fauteuil, sans pouvoir y appuyer le dos, à cause de la douleur que la moindre pression y occasionnait. Les urines étaient rares, rendues avec difficulté ; il y avait une constipation opiniâtre.

Les fonctions des sens et de l'entendement n'offraient rien de particulier; la respiration, la circulation se faisaient régulièrement ; il n'y avait pas de fièvre.

Les saignées, les vésicatoires, les douches, les frictions de toute nature, des purgatifs drastiques furent employés sans le moindre succès.

Un mois environ après le début de la maladie, plusieurs phlegmons se développèrent sur le dos ; ils s'ouvrirent naturellement. On entretint le plus longtemps possible la suppuration dans la pensée qu'elle favoriserait la guérison ; mais il n'en fut pas ainsi.

M. Baisier était dans ce fâcheux état depuis deux mois, lorsque M. le docteur Lefebvre l'engagea à aller prendre les bains de boue de Saint-Amand, dont il pouvait d'autant mieux apprécier les effets, en pareil cas, qu'il avait été médecin inspecteur de cet établissement pendant plusieurs années. Le malade y fut transporté le 8 juillet, présentant exactement l'état indiqué plus haut, et commença immédiatement son traitement, qui consista dans l'emploi des douches sur la région lombaire, dans des bains de boue d'une durée de cinq à six heures, et dans l'usage de l'eau sulfureuse en boisson, dont il prenait douze à quinze verres par jour.

Pendant un mois, la situation du malade resta la même; mais après le vingt-neuvième bain de boue, il put faire mouvoir le gros orteil du pied droit. Quelques jours après, les mouvements s'étendirent à tous les orteils, puis successivement à la jambe, à la cuisse, enfin aux parois de l'abdomen.

En même temps que la lésion de la motilité se dissipait, la sensibilité de ces parties, qui avait éprouvé une si profonde atteinte, revenait; la constipation cessait, et la vessie reprenait ses fonctions; cette amélioration se continua après la sortie du malade de l'établissement, jusqu'au parfait rétablissement de sa santé, qui s'est maintenue jusqu'à ce jour.

Ce fait nous paraît offrir un grand intérêt. Le plus souvent les affections de la moelle épinière qui ne se rattachent pas à quelque violence extérieure se développent sous l'influence de causes qui nous échappent; ici la cause de la maladie est évidente : c'est bien une inflammation rhumatismale qui l'a produite, en se fixant sur les ligaments articulaires des vertèbres dorsales, et s'étendant de là aux méninges rachidiennes de cette partie; plus bas, elle intéressait les faisceaux nerveux de la moelle : c'est ce qui nous paraît démontré par les symptômes qui ont caractérisé cette maladie; en effet, la vive douleur qui existait dans tout le trajet des vertèbres dorsales indiquait une inflammation de l'arachnoïde spinale, sans lésion de la moelle, puisque les muscles inspirateurs faisaient régulièrement leurs fonctions; tandis que dans la région lombaire, la phlegmasie occupait les deux faisceaux, à en juger par la lésion de la motilité et de la sensibilité de toutes les parties auxquelles se rendent les nerfs de cette région de la moelle épinière.

On ne peut élever aucun doute sur les effets du traitement suivi aux Thermes de Saint-Amand. Depuis trois mois tous les autres moyens de traitement avaient complétement échoué; c'est pendant le séjour du malade dans cet établissement, c'est même pendant qu'il était dans la boue que les premiers mouvements volontaires des muscles sont revenus. Cette amélioration s'est continuée après sa sortie : presque constamment il en est ainsi; on voit même assez souvent le mieux ne se déclarer qu'après la cessation du traitement; c'est ce qui se fait également remarquer dans beaucoup d'autres établissements thermaux.

HUITIÈME OBSERVATION[1].

Paralysie par refroidissement. Paralysie complète des extrémités abdominales; trente jours de traitement. Guérison[1].

Le nommé Félicien Gossart, de Verchin-Maugré, à deux lieues de Valenciennes, âgé de vingt-cinq ans, d'un tempérament lymphatico-sanguin, d'une constitution assez bonne, n'avait pas encore été éprouvé par la maladie. A l'âge de treize ans, c'était un enfant alerte et bien portant. Jouant un jour avec l'un de ses frères, il en reçut un coup entre les deux épaules, qui lui occasionna une douleur très-vive, et il dut, dès ce moment, se courber, ne pouvant tenir une autre position.

Malgré toutes les applications calmantes extérieures, il resta toujours un fond de douleur qui l'obligeait à être soutenu sous les bras pour se transporter partout où il voulait aller.

Après quelque temps, on s'aperçut qu'un mal plus profond existait, et que les corps de quelques vertèbres dorsales étaient malades; effectivement, une légère gibbosité s'ensuivit. Un traitement intérieur fut prescrit, ce qui n'empêcha pas la tumeur rachidienne de prendre de l'accroissement pendant trois mois, à mesure que l'affaissement des vertèbres s'effectuait; mais peu à peu la santé devint meilleure, le malade put marcher, se livrer à ses occupations de vannier, et dans cet état il traversa dix ans de la vie sans que sa santé s'altérât de nouveau.

[1] Observation communiquée par M. le docteur Marbotin, de Valenciennes.

Au mois de février 1855, il travaillait, assis sur des carreaux très-humides, par un temps froid, lorsqu'il ressentit de l'engourdissement dans les extrémités abdominales et de la difficulté à marcher. Un traitement bien dirigé par le docteur d'Haussy ne put rien changer à son nouvel état : la chaleur de l'été parut seulement rendre quelques mouvements à ses membres ; mais en février 1856, il fut atteint d'une pleuro-pneumonie, et sous cette influence fâcheuse, la paralysie se dessina complétement, malgré bien des traitements employés pour la combattre.

Le 28 juillet 1856, le malade fut envoyé aux Thermes de Saint-Amand, présentant pour principaux symptômes une paraplégie complète, avec de fréquentes et douloureuses contractures des muscles des extrémités inférieures, une difficulté très-grande d'uriner et une opiniâtre constipation.

Chaque jour, on le douche, puis on le porte dans les boues, où il reste six heures consécutives ; une bonne alimentation accompagne ce traitement.

Après six bains, une amélioration sensible se déclare ; au vingtième, il se rendait seul à la boue ; au vingt-cinquième, il y avait une amélioration complète, qui s'est traduite peu de temps après par une parfaite guérison.

On pourrait mettre en doute l'exactitude de ce fait, s'il n'était attesté par deux honorables confrères, et si un grand nombre de malades, traités en même temps que Gossart, n'en avaient été témoins. Je l'ai vu, il y a peu de temps ; il est en parfaite santé, sa marche est très-régulière, et il peut faire, malgré une gibbosité considérable, 20 à 25 kilomètres par jour sans être fatigué. Ce qui surprend surtout dans ce cas, c'est moins la guérison que la promptitude avec laquelle elle s'est opérée. Au reste, les observations suivantes viendront, en quelque sorte, confirmer celle-ci. Les accidents produits par l'affection de la moelle épinière n'étaient pas, il est vrai, aussi graves que chez Gossart; mais ils avaient résisté aux traitements les plus énergiques et les plus prolongés, pour ne céder qu'à celui des Thermes de Saint-Amand.

NEUVIÈME OBSERVATION.

Paralysie suite de refroidissement. Semi-paralysie des extrémités inférieures, de la vessie et du rectum. Guérison après vingt-deux jours de traitement.

M. Sauran, mégissier à Paris, âgé de quarante ans, maigre, d'un tempérament éminemment nerveux, était bien portant depuis longtemps, quoique son état l'obligeât à vivre dans une atmosphère humide et froide une grande partie de l'année, quand, dans le mois de mars 1857, il sentit sa jambe gauche s'affaiblir, et devenir le siége de légères douleurs; quelque temps après, il traînait le pied avec un grand sentiment de fatigue.

Dans le mois de juin suivant, l'affaiblissement musculaire s'étendit graduellement dans l'extrémité droite, en même temps que celle de la gauche faisait des progrès; la difficulté de la locomotion devint telle que le malade ne marchait plus qu'à l'aide d'une canne et d'un bras, situation d'autant plus pénible pour lui, qu'elle ne lui permettait presque plus de surveiller ses ouvriers.

Dans ce même mois de juin, la sensibilité de la vessie diminua; ce n'était que lorsqu'elle était très-pleine que le besoin d'uriner se faisait sentir, et il n'y était satisfait qu'après les plus grands efforts.

Depuis le commencement de la maladie jusqu'à cette époque, il y avait eu de la constipation; mais alors les selles étaient devenues liquides, et assez souvent elles étaient rendues involontairement; il éprouvait de fortes et fréquentes douleurs, sous forme de crampes, dans les extrémités abdominales; mais il n'y avait aucune lésion de la sensibilité. Il reçut d'abord les soins des docteurs Dumotet et Rousseau, fit usage des bains de vapeur et de baréges factices, et refusa de se laisser appliquer sur la région lombaire des moxas que ce dernier confrère lui avait conseillés. M. Raspail fils, qu'il consulta ensuite, lui fit prendre des bains avec le chlorate de soude et l'ammoniaque camphré, sans plus d'avantage : c'est alors que M. Sauran alla aux Thermes de Saint-Amand, d'après les conseils de M. le docteur Bouneau. A son entrée, le malade est à peu près dans l'état que nous avons décrit plus haut ; l'appétit est bon et les digestions se font bien.

Les bains de boue, les douches, l'eau sulfureuse en boisson, forment son traitement.

Dès les premiers jours, M. Sauran marche mieux, et les contractions spasmodiques des muscles des extrémités inférieures disparaissent; le vingtième, il courait sans aucun appui. Le vingt-deuxième, il quitta précipitamment l'établissement, par suite d'une lettre qu'il reçut, lui annonçant une émeute parmi ses ouvriers; il ne restait d'autres traces de sa maladie qu'un peu de roideur dans la marche. Les fonctions de la vessie et du rectum étaient rétablies.

DIXIÈME OBSERVATION.

Paralysie suite de rhumatisme. Gêne dans les muscles de la partie postérieure du cou ; fourmillement, contractures douloureuses dans les doigts des deux mains ; lésion de la motilité dans les extrémités inférieures ; douleurs et diminution de la sensibilité dans ces parties. Urines rendues avec effort ; marche roide, gênée, en fauchant.—Traitement : Aucun moyen actif pendant deux ans ; puis purgatifs drastiques et vésicatoires, ventouses, moxas sur le trajet du rachis : amélioration, trente jours de traitement aux Thermes de Saint-Amand. Guérison.

Démotha, âgé de trente ans, préposé des douanes, d'une excellente constitution, se portait parfaitement depuis longtemps, lorsque, dans le mois de février de 1855, il commença à ressentir de la gêne, avec douleur, dans les muscles postérieurs du cou ; presqu'en même temps il éprouva des fourmillements dans les doigts des deux mains, puis des contractures douloureuses dans ces parties ; tandis que les extrémités inférieures s'affaiblissaient, que la sensibilité de la peau y diminuait, et qu'elles devenaient le siége de douleurs passagères, mais assez aiguës. Il fut traité pendant longtemps pour un rhumatisme, déterminé par un service de nuit qui l'exposait à toutes les intempéries de l'atmosphère ; un grand nombre de petits moyens furent mis en usage sans le moindre succès ; la maladie ne cessa de s'accroître, quoique avec lenteur, pendant plus de deux années consécutives.

Le 30 mars 1858, Démotha entra à l'hôpital militaire de Valenciennes, où un traitement plus rationnel fut de suite employé par le docteur Varlet. Les purgatifs drastiques, puis les ventouses, les vésicatoires, les moxas formèrent la base d'une médication qui dura quatre mois, après lesquels il survint une amélioration très-prononcée dans la plupart des symptômes; toutefois ce n'était qu'une amélioration, ce qui décida le malade à aller aux Thermes de Saint-Amand, d'après le conseil que lui avait donné le médecin que nous venons de nommer.

Il arriva à cet établissement le 5 août présentant les symptômes suivants : gêne très-marquée dans les muscles de la partie postérieure du cou; contractions douloureuses dans les doigts, mais moins fortes cependant qu'elles ne l'avaient été; mêmes phénomènes morbides dans les extrémités inférieures; marche roide, gênée, en fauchant; sensation de froid aux cuisses, aux jambes, mais surtout aux pieds; bon état des organes digestifs.

Après un mois de traitement par les bains de boue, les douches et l'eau sulfureuse en boisson, Démotha quitta l'établissement, en état de reprendre son service.

ONZIÈME OBSERVATION.

Paralysie sans cause appréciable. Hémiplégie incomplète; anesthésie; paralysie de la vessie et du rectum : amélioration à plusieurs reprises de la maladie, retour des accidents, mieux très-prononcé par les bains de boue.

P. Cousette, âgé de trente-sept ans, d'une très-forte constitution, d'un tempérament sanguin, maçon de son état, ayant toujours eu une bonne santé, commença à éprouver, sans cause appréciable, en 1852, un sentiment de froid dans la région lombaire, en même temps que des fourmillements, des secousses douloureuses se faisaient sentir dans les extrémités inférieures, qui s'affaiblissaient; il dut quitter son travail et entrer à l'hôpital civil de Valenciennes, où le docteur Lefebvre lui fit appliquer un grand nombre de ventouses scarifiées le long du rachis, et lui prescrivit plus tard des pilules de strychnine; l'amélioration, suite de ce traitement, fut telle que Cousette put reprendre son travail qu'il ne quitta plus pendant quatre ans.

En 1857, les mêmes phénomènes morbides se représentèrent; de plus, il survint de la constipation et de la difficulté d'uriner. Cousette rentra alors à l'hôpital, et fut placé dans le service de M. le docteur Manouvrier qui le soumit au même traitement qu'il avait déjà suivi, en y ajoutant seulement des pilules d'iodure de potassium. Après trois mois le malade put reprendre de nouveau son travail, quoique l'amélioration fût loin d'être aussi prononcée que la première fois : il traînait les pieds, ne pouvait rester longtemps debout, et n'aurait su faire une course un peu longue.

Pendant quatre ans encore sa maladie resta à peu près stationnaire; mais, dans l'hiver de 1860 à 61, elle s'aggrava beaucoup, et Cousette fut obligé de rentrer pour une troisième fois à l'hôpital, où il fut soumis au même traitement qu'il avait déjà employé, mais il n'en retira pas le même résultat.

Le 31 juillet suivant, l'administration des hospices de Valenciennes fit admettre le malade aux Thermes de Saint-Amand. Voici sa situation le jour de son entrée dans cet établissement : rien de particulier le long du rachis, si ce n'est un peu de douleur dans sa partie lombaire; élancements fréquents et douloureux dans les extrémités abdominales; diminution très-marquée de la sensibilité tactile de ces parties; marche très-difficile quoique aidée de deux cannes; les pieds traînent sur le sol; écoulement involontaire et presque continuel des urines, constipation. Les organes digestifs sont en très-bon état.

Après vingt-cinq jours de traitement, il existe une amélioration manifeste : Cousette ne lâche plus les urines qu'avec la volonté de les rendre; il va chaque jour à la selle; une seule canne suffit pour faciliter sa marche, il lève assez fortement les pieds au-dessus du sol et les porte en avant comme s'il les jetait avec roideur, ce qui n'empêche pas la locomotion d'être assez facile pour lui permettre de faire un kilomètre sans fatigue.

Pour bien apprécier les avantages que le malade a retirés des bains de boue, il faut se rappeler l'état où il était quand il est sorti pour la troisième fois de l'hôpital, alors qu'il n'avait éprouvé aucun effet favorable du traitement qu'il y avait suivi.

DOUZIÈME OBSERVATION.

Paralysie par cause traumatique. Marche difficile ; incontinence d'urine. Traitement sans succès par les cautères, l'hydrothérapie, l'électricité. Les eaux de Bourbonne, prises pendant six années consécutives, produisent chaque année un peu d'amélioration ; amélioration plus grande par les boues.

M. L..., propriétaire à Péronne, âgé de soixante-six ans, d'une forte constitution, ayant toujours mené une vie régulière, était en parfaite santé lorsqu'en 1849, une pièce de bois très-pesante lui tomba sur le bas du rachis. Il fut obligé de garder le lit pendant six semaines, ne pouvant exécuter aucun mouvement des extrémités inférieures. On le transporta alors à Paris, où il reçut des soins de MM. les docteurs Lhéritier et Chomel. Sa marche était à cette époque excessivement difficile; il y avait des douleurs dans les jambes, dans les cuisses, et une grande sensation de froid dans les extrémités inférieures, surtout aux pieds, sans diminution cependant bien marquée de la sensibilité de ces parties. On lui fit appliquer huit cautères au bas du rachis, et il prit pendant longtemps des purgatifs drastiques sans le moindre avantage. En 1850, M. L... fit à Bellevue un traitement par l'eau froide, sous la direction de M. le docteur Fleury, et quelque temps après, M. le docteur Duchesne l'électrisa pendant un mois; ces médications furent aussi inutiles que les précédentes. En juin 1850, le malade alla aux eaux de Bourbonne, qui produisirent d'assez bons effets; en les quittant, la marche était plus facile, mais les douleurs des extrémités pelviennes n'étaient pas diminuées. En 1851, 52, 53, 54, M. L... retourna à Bourbonne, et chaque fois, il en obtint les mêmes résultats, c'est-à-dire un peu d'amélioration dans sa marche. Il y alla encore en 1855, 56, 57, mais sans en retirer d'aussi bons effets. En 1855, la vessie fut influencée par la maladie; les urines commencèrent à couler involontairement; les douleurs des extrémités inférieures se faisaient toujours sentir.

Une nièce de M. L..., madame H... d'Amiens, était allée aux Thermes de Saint-Amand, où l'avait conduite son médecin, M. Josse, pour une affection de la matrice et de ses annexes, qui l'avait tenue pendant quinze années consécutives sur le lit ou sur une chaise longue, dans l'impossibilité où elle était d'en sortir; le résultat de son traitement fut tel que madame H... marchait sans l'aide d'aucun soutien quand elle quitta l'établissement. Cette guérison, l'une des plus belles qui se soient opérées aux Thermes de Saint-Amand, décida M. L... à se soumettre au même traitement, qu'il commença le 29 juin. Voici l'état qu'il présentait alors. Assis, il ne peut se lever sans être aidé; debout, il vacille et tomberait s'il n'était soutenu; avec une canne d'un côté et un bras de l'autre, il marche assez vite, d'une manière assez régulière, mais avec effort; aussi ne peut-il marcher que quelques minutes sans se reposer. Il éprouve toujours des douleurs dans les extrémités inférieures; les urines coulent le plus souvent involontairement; pas de constipation, parfois même de la diarrhée; rien de particulier du côté de la tête et de la poitrine. Il y a de l'appétit; les digestions se font bien, point d'amaigrissement; quand le malade est assis, il paraît jouir d'une bonne santé.

Après une quinzaine de jours de traitement par les boues et les douches, il survient un mieux très-prononcé : les douleurs des extrémités cessent, et l'incontinence d'urines diminue, c'est-à-dire que le malade commence à sentir le besoin de les rendre; après un mois, les douleurs ont tout à fait cessé; les urines ne coulent plus qu'avec la volonté de les expulser. Quant à la marche, elle est plus facile, et le malade déclare, sous ce rapport, se trouver dans l'état où il était chaque fois qu'il quittait les eaux de Bourbonne; de sorte qu'il avait obtenu des boues de Saint-Amand les bons effets produits pendant sept années consécutives par ces eaux, et, de plus, la cessation de ses douleurs et de l'incontinence d'urine, symptômes contre lesquels elles avaient été sans efficacité.

TREIZIÈME OBSERVATION.

Paralysie par cause traumatique. Paralysie des extrémités pelviennes et thoraciques ; contraction permanente des muscles fléchisseurs des doigts et des orteils. Traitement : Cautérisation transcurrente, diminution des principaux symptômes, puis état stationnaire. Emploi des bains de boue ; grande amélioration.

M. Brunet, âgé de vingt-huit ans, d'une bonne constitution, habituellement bien portant, chef de fabrique à Wallincourt, arrondissement de Cambrai, fut atteint d'une inflammation gastro-intestinale dans le mois de mai 1857 ; il se rétablit assez bien de cette maladie ; cependant il lui resta dans les extrémités inférieures une faiblesse qui n'existait pas auparavant.

Dans le mois d'août suivant, il tomba sur le dos en descendant dans une cave ; il eut des éblouissements, ne perdit pas connaissance, et put se relever seul ; mais deux jours après, il y avait une paraplégie complète, et les membres thoraciques étaient également paralysés, à l'exception toutefois des muscles fléchisseurs des doigts ; aussi ces parties étaient-elles portées dans la paume des mains. Depuis les genoux jusqu'à la plante des pieds, il y avait presque constamment une sensation de chaleur brûlante qui tourmentait beaucoup le malade. Le cou était le siége d'une gêne douloureuse qui augmentait par la pression sur les apophyses épineuses. La respiration était libre ; la vessie faisait bien ses fonctions, mais il y avait de la constipation.

Il fut tout d'abord traité par les bains froids et des médicaments excitants qui empirèrent beaucoup sa maladie ; aux symptômes ci-dessus indiqués, se joignit un engorgement considérable des extrémités inférieures.

Un mois après sa chute, M. Brunet se confia aux soins de MM. les docteurs Hardy de Cambrai, et Robert, de Ligny (Nord), qui, de suite, employèrent la cautérisation transcurrente à la hauteur des dernières vertèbres cervicales ; on entretint pendant trois mois la suppuration à laquelle cette opération donna lieu.

Ce traitement améliora l'état du malade, mais d'une manière lente, car ce ne fut que dans le mois de février suivant qu'il put quitter le lit et faire quelques pas dans la chambre, à l'aide de plusieurs personnes qui le soutenaient.

La lésion de la motilité était donc un peu diminuée dans les extrémités inférieures ; il en était de même dans les supérieures : seulement là, à la paralysie avait succédé un mouvement désordonné des muscles qui se traduisait par un tremblement continuel.

Au mois de mars suivant, le malade put marcher avec deux béquilles ; les muscles extenseurs de quelques doigts des pieds et des mains avaient repris leurs fonctions, tandis qu'aucune amélioration ne s'était opérée dans les autres.

Jusqu'au mois d'avril tous ces symptômes s'amendèrent encore, puis l'état du malade étant resté stationnaire, M. le docteur Hardy lui conseilla les boues de Saint-Amand, qu'il alla prendre le 29 juillet 1858.

A son entrée dans l'établissement, M. Brunet ne marchait qu'à l'aide de deux cannes, et sa marche avait quelque chose de particulier que nous n'avions pas encore observé dans ces sortes d'affections : il élevait le pied beaucoup au-dessus du sol, le portait ensuite en avant, en lui faisant faire un demi-cercle, comme le fait un cheval vigoureux allant au pas; sa marche mal assurée, l'était surtout au déclin du jour; la station debout était difficile, et ne pouvait durer que très-peu.

Le malade éprouvait toujours à la partie postérieure du cou la gêne dont nous avons parlé plus haut.

Les deux gros orteils, trois doigts de la main gauche et deux de la droite, étaient restés fléchis, sans qu'ils pussent être redressés par les efforts de la volonté; les mains et les avant-bras tremblotaient constamment, aussi M. Brunet ne pouvait-il écrire. L'estomac était dans un très-bon état, et rien d'anormal ne se faisait remarquer du côté de la poitrine et du cerveau.

Dans ce cas encore, l'amélioration ne se fit pas longtemps attendre. Après une douzaine de jours de traitement, le malade put marcher avec une seule canne, et faire un kilomètre à pied sans être trop fatigué. Sa marche était devenue régulière, il ne soulevait plus le pied du sol comme nous l'avons dit; les douleurs des jambes étaient considérablement diminuées, de même que le tremblement des extrémités supérieures : il pouvait écrire.

Quand le 31 août M. Brunet quitta l'établissement, sa locomotion était facile, même sans aucun soutien, seulement il y avait un peu de roideur.

Dans ce cas, la lésion de la moelle épinière existait dans la portion cervicale, ce que démontre la paralysie des extrémités thoraciques; et cependant aucun désordre fonctionnel ne s'est fait remarquer dans les muscles inspirateurs, tandis que ceux de la locomotion étaient également paralysés. Ce fait, qu'on ne peut guère anatomiquement expliquer, n'est pas rare : on le voit chez le sujet de la dixième observation.

Aux observations que nous venons de rapporter, nous

aurions pu en ajouter quelques autres, dont deux fort intéressantes ont pour sujets des malades envoyés cette année aux Thermes de Saint-Amand, par M. le docteur Petit, de Lille ; mais il nous semble que celles-ci suffisent pour démontrer combien les moyens de traitement que cet établissement renferme sont puissants contre une maladie qui résiste le plus souvent aux médications ordinaires.

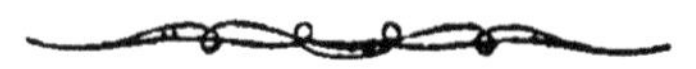

www.ingramcontent.com/pod-product-compliance
Ingram Content Group UK Ltd.
Pitfield, Milton Keynes, MK11 3LW, UK
UKHW021531260726
13993UKWH00004B/1924